OPÉRATION CÉSARIENNE

ABDOMINALE

OPÉRATION CÉSARIENNE

ABDOMINALE

GASTRO-HYSTÉROTOMIE

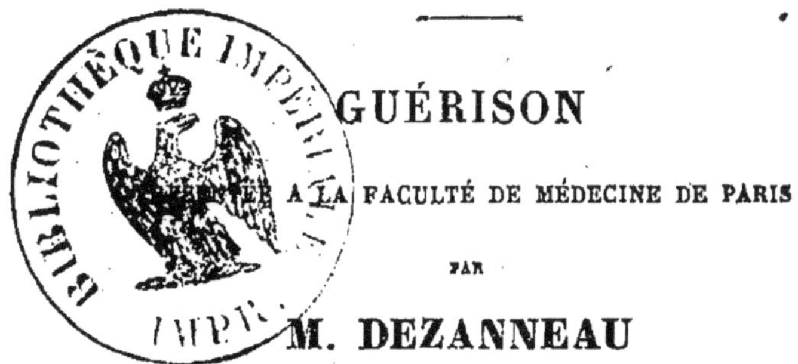

GUÉRISON

A LA FACULTÉ DE MÉDECINE DE PARIS

PAR

M. DEZANNEAU

DOCTEUR, MÉDECIN, CHIRURGIEN, MEMBRE DE LA CLASSE DES SCIENCES

DE PARIS

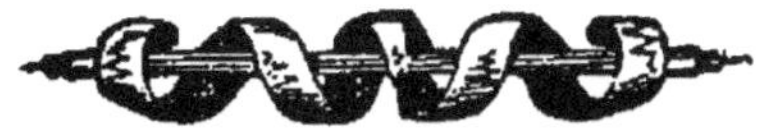

PARIS

CHEZ BLOT, LIBRAIRE - ÉDITEUR

QUAI DE LA GRÈVE, 58

1854

Paris.--- Imp BEAULÉ et Cᵉ, rue Jacques de Brosse, 10.

OPÉRATION CÉSARIENNE

ABDOMINALE

GASTRO-HYSTÉROTOMIE

GUÉRISON

Le 8 juin 1853, je fus appelé chez Madame Barbier, demeurant à................., âgée de quarante-neuf ans, d'un tempérament sanguin, et d'une très-mauvaise santé, à dater du commencement de sa grossesse, pour un accouchement qui se présenta de la manière suivante : Enceinte pour la première fois, et à terme ; elle éprouvait depuis deux jours des douleurs continues qui devenaient plus vives et plus fréquentes ; la malade était dans une extrême agitation, et très-affectée.

Je pratiquai le toucher (boussole de l'accoucheur); les parties génitales externes étaient tuméfiées, et la dilatation du col incomplète.

Le cas étant pressant, et ne pouvant diagnostiquer la position du fœtus à cause des membranes qui résistaient aux efforts de l'utérus, je pris donc le parti de les rompre et de saisir le moment favorable de l'écoulement des eaux de l'amnios pour pratiquer de nouveau le toucher, qui me fit constater une présentation de la face, position fronto-iliaque gauche, un fœtus très-volumineux, enclavement de la tête au détroit supérieur poussé par d'énergiques contractions utérines, et un rétrécissement marqué de l'excavation du bassin de la mère.

Je reconnus aussitôt que l'accouchement ne pourrait avoir lieu par les seules forces de la nature, et que je serais obligé et mis dans la triste nécessité d'avoir recours à l'opération césarienne. En vain je tentai cependant la version, puis l'application du forceps.

Le travail ne faisant aucun progrès malgré les

efforts de l'utérus, seul et triste spectateur des souffrances intolérables qu'éprouvait la malade, et ne voulant pas prendre sur moi toute la responsabilité d'une opération aussi grave qu'il fallait faire sans retard, j'écrivis à mon honorable confrère M. Jules Augris, qui arriva dans le plus bref délai.

Après lui avoir démontré par l'examen que j'avais fait des parties, que l'accouchement offrait de grandes difficultés, il pratiqua le toucher aussi. puis, revint à plusieurs reprises à l'application du forceps, sans être toutefois plus heureux que moi.

Enfin, une consultation eut lieu entre nous, et l'opération césarienne fut décidée la seule ressource que l'art puisse offrir dans un cas semblable; nonobstant l'avis de certains chirurgiens partisans de l'embryotomie.

Je soutiens, dans le cas qui fait le sujet de cette observation, que le démembrement de l'enfant serait encore bien plus dangereux pour la mère que l'opération césarienne elle-même, et je dis plus, il y aurait témérité de la tenter.

Du reste, l'embryotomie, qui eut autrefois de nombreux partisans, n'est plus aujourd'hui pratiquée que rarement, surtout en France. Cependant, j'ose le dire, il y a cinq à six ans environ, je fus appelé pour un cas analogue, à l'instance de la famille, par un homme de l'art que je ne puis *nommer*. Je me rendis auprès de la malade, mais il avait déjà tenté le démembrement de l'enfant qu'il ne put entièrement terminer. Trois heures après la tentative de l'opération, cette malheureuse femme avait cessé de vivre.

Je sais bien qu'il y a des accoucheurs, en petit nombre à la vérité, qui ne sont pas de mon avis; je sais même qu'il en est dont l'esprit se révolte à l'idée seule de l'opération césarienne, mais qu'importe leur colère, puisque l'expérience prouve qu'ils se trompent, et que j'ai rendu à la vie ma malade, qui n'attendait plus que le moment fatal.

Lieu d'élection de l'Opération.

Malgré les divers procédés pour le lieu d'élec-
tion de l'opération césarienne, nous fûmes d'avis,
mon habile confrère et moi, qu'il fallait la pratiquer sur la ligne blanche ; là, du moins, le bistouri ne peut atteindre aucune partie dont la lésion soit grave, l'utérus est ouvert à sa partie
moyenne, et la lésion de la vessie qu'ont paru
craindre certains auteurs peut être facilement
évitée.

La patiente fut placée sur le bord de son lit
garni d'alèzes, couchée sur le dos, la tête et la
poitrine un peu élevés, les membres abdominaux
allongés, puis un coussin sous les lombes.

Mon confrère et moi nous trouvant sans aides
expérimentés, voulut bien se charger de ramener
la matrice au milieu de l'abdomen, de la circons-
crire avec ses mains, et d'écarter ainsi les intes-
tins du lieu de l'opération. Deux personnes qui
se trouvaient auprès de la malade furent chargées
de la maintenir dans la position qu'on lui a don-
née.

—Armé du bistouri convexe, je fis une incision dans la direction de la ligne blanche depuis l'ombilic jusqu'à un pouce du pubis, cette première incision ne comprit que la peau, et le tissu cellulaire sous-cutané. Je divisai ensuite la ligne blanche vers sa partie inférieure, puis, au moyen du bistouri boutonné conduit sur l'indicateur gauche, je la fendis de bas en haut jusqu'à l'angle supérieur de la plaie des tégumens et le péritoine, que j'ouvris de la même manière et avec les mêmes précautions.

Arrivé à l'utérus, j'incisai sa paroi antérieure jusqu'à un pouce environ de l'angle inférieur de la plaie du ventre, c'est-à-dire, dans une étendue de six pouces.

Je ne compris dans cette incision que les parois de la matrice jusqu'aux membranes, et je la termine avec le bistouri boutonné de dedans en dehors et de haut en bas, puis la section des membranes que je fis de la même manière.

L'opération terminée, la tête se présenta naturellement à la plaie de la matrice, mais ne pouvant être expulsée par les contractions de l'organe, j'en favorisai la sortie en insinuant les doigts sous les angles de la mâchoire, tout en faisant de

légères tractions ; puis , la délivrance que j'o-
pérai en saisissant le placenta par son bord, et en
le roulant sur lui-même.

La matrice étant vidée des caillots qu'elle con-
tenait, des injections émollientes tièdes furent
faites, et l'opérée placée dans une position conve-
nable afin de débarrasser le ventre des liquides
qui avaient pu s'y épancher.

Traitement local.

L'utérus ne demande aucun soin, vu que la
plaie se réduit à une très-petite étendue, par la
retraite de l'organe, et se cicatrise d'elle-même.
Quant à la plaie extérieure, je l'ai réunie au
moyen de six aiguilles placées de distance en distance fixées par des lacs de fil ciré, et une issue à
sa partie inférieure pour l'écoulement des liqui-

des ; je mis une compresse longuette de chaque côté de la plaie, la couvris de linge troué enduit de cérat, de charpie, de compresses carrées, et le tout maintenu par un bandage de corps soutenu lui-même par un scapulaire.

Traitement général.

Le traitement général que je prescrivis est le même qu'après toutes les grandes opérations, selon la force des opérées, et l'intensité des accidents ; tels que le repos le plus absolu, la diète la plus sévère, l'usage des boissons délayantes, et des lavements pour entretenir la liberté de l'abdomen.

Dans l'espace de quarante-neuf jours l'opération a été couronnée de succès ; et madame Barbier pouvait se livrer à ses occupations ordinaires.

L'opération césarienne est sans doute une opération grave et rare fort heureusement ; mais l'heureux résultat que j'ai obtenu justifie donc, — et je m'adresse surtout aux médecins des petites villes et des campagnes, — qu'au lieu d'abandonner à leur triste sort des malheureuses femmes vouées à une mort certaine, pleines de vie, jouissant de toutes leurs facultés intellectuelles, et qui pourraient vivre encore, ont la triple douleur de voir devant elles, jusqu'au dernier moment, la tombe s'entrouvrir pour les recevoir à jamais !...

De la réunion de la plaie dans l'opération césarienne.

Le procédé que j'ai employé n'est pas approuvé par tous les auteurs : les uns conseillent de la réunir au moyen des agglutinatifs , les autres par un simple bandage unissant.

Je tiens que ces moyens seraient bien insuffisants pour maintenir rapprochées les lèvres d'une aussi grande plaie , faite à des parois mobiles et flasques, comme le sont surtout celles de l'abdomen après l'accouchement ; et malgré que l'inflammation pourrait devenir intense , selon moi, le procédé que j'ai employé est bien préférable à tout autre.

De l'Enclavement.

Les auteurs sont loin d'être d'accord sur ce que l'on doit entendre par enclavement : selon les uns, il suffit que la tête soit arrêtée d'une manière quelconque dans le bassin, pour qu'il y ait enclavement ; selon les autres, il faut que l'obstacle ne puisse, en aucune manière, être surmonté par les efforts de l'utérus, pouvant toutefois être refoulée au-dessus de lui ; enfin, selon d'autres, il faut que la tête soit arrêtée de telle manière, qu'elle ne puisse ni avancer ni reculer. Je crois, moi, que la tête n'est véritablement enclavée que dans ce dernier cas ; car, autrement on pourrait dire qu'il y a enclavement, toutes les fois que la tête est trop volumineuse pour franchir la filière du bassin.

L'enclavement reconnaît donc toujours pour cause l'étroitesse du bassin de la mère ou le volume trop considérable du fœtus. Il faut, de plus, pour que l'accident arrive, que la tête de l'enfant soit poussée par d'énergiques contractions utérines , ce qui a eu lieu dans l'enclavement que j'ai observé.

L'enclavement est un accident tellement grave que l'on ne doit jamais hésiter à pratiquer l'opération : la compression forte et longtemps continue qu'éprouvent les organes de la femme est souvent suivie d'inflammation et de gangrène, d'où ces fistules qui établissent des communications contre nature entre les réservoirs que contient le bassin , et font des femmes un objet de dégoût et de pitié, si la mort ne s'en suit pas; ce qui arrive presque toujours.